Fy Llyfr am yr Ymennydd, Newid a Dementia

Beth yw dementia a beth mae'n ei wneud?

Lynda Moore
Darluniwyd gan George Haddon

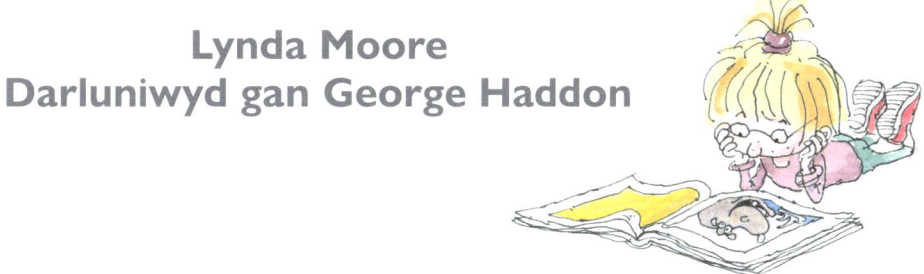

GRAFFEG bach

Fy Llyfr am yr Ymennydd, Newid a Dementia
Hawlfraint © Graffeg Limited 2024.

ISBN 9781802587531

Cyhoeddwyd gyntaf yn 2018 gan Jessica Kingsley Publishers,
73 Collier Street Llundain N1 9BE, y DU a 400 Market Street,
Suite 400 Philadelphia, PA 19106, UDA www.jkp.com

Hawlfraint © Lynda Moore, Dementia Australia 2018.
Hawlfraint lluniau © George Haddon, Dementia Australia 2018.
Dyluniwyd a chynhyrchwyd gan Graffeg Cyf., © 2024. Addasiad: Testun Cyf.

Mae Lynda Moore wedi datgan ei hawl i gael ei gydnabod fel awdur a darlunydd
y gwaith hwn yn unol â Deddf Hawlfraint, Dyluniadau a Phatentau 1988.

Mae cofnod catalog CIP ar gyfer y llyfr hwn
ar gael o'r Llyfrgell Brydeinig.

Cyhoeddwyd gyda chymorth ariannol
Cyngor Llyfrau Cymru www.gwales.com.

Cedwir pob hawl. Ni chaniateir atgynhyrchu unrhyw ran o'r cyhoeddiad hwn na'i gadw mewn cyfundrefn adferadwy, na'i drosglwyddo mewn unrhyw ddull na thrwy unrhyw gyfrwng, electronig, mecanyddol, ffotogopio, recordio neu fel arall, heb ganiatâd ysgrifenedig ymlaen llaw gan y cyhoeddwyr: Graffeg Limited, 24 Canolfan Busnes Parc y Strade, Llanelli, SA14 8YP, Cymru, y Deyrnas Unedig. www.graffeg.com.

Adnoddau Addysgu
www.graffeg.com/pages/teachers-resources

1 2 3 4 5 6 7 8 9

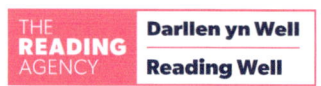

I Alan Trengove, fy nghyfaill agos ers blynyddoedd lawer,
a ddisgleiriai ym myd y campau, gwaith a bywyd yn gyffredinol.
Dyn praff gyda meddwl praff. Rwyt ti yn fy meddwl wrth
i mi ddarlunio'r llyfr hwn.

G.H.

Diolchiadau

Datblygwyd y llyfr hwn yn wreiddiol ar gyfer prosiect gwefan Dementia Australia, 'Dementia in My Family', i ddarparu adnoddau i blant a phobl ifanc sydd â rhywun â dementia yn eu bywydau. Cyfrannodd llawer o bobl ar draws y sefydliad at y prosiect ac mae eu gwaith yn cael ei werthfawrogi'n fawr. Yn benodol, hoffai Dementia Australia gydnabod aelodau tîm 'Dementia in My Family': Brighid Brodie, Heather Chapman, Lois Cyngler, Sophie Hennessey, Stroma Mauritzen, Lynda Moore ac Ann Reilly. Diolch yn arbennig i Stroma – heb ei gweledigaeth a'i hymrwymiad hi, ni fyddai'r llyfr hwn wedi symud o'r e-fyd i'r silffoedd llyfrau.

Mae rhagor o wybodaeth am ddementia a chymorth i blant o bob oed, a'r oedolion sy'n eu cefnogi, ar gael yn www.dementiainmyfamily.org.au.

Mae Dementia Australia yn diolch yn ddiffuant i George am ei haelioni, ei sensitifrwydd a'i greadigrwydd. Mae ei ddarluniau hyfryd yn dod â'r llyfr hwn yn fyw ac yn ychwanegu hud arbennig iawn i'r gyfrol. Ewch i wefan George yn www.georgehaddon.com.au.

Canllaw i Oedolion

Mae'n wych eich bod chi wedi dewis darllen am ddementia gyda'ch plentyn. Cynlluniwyd y llyfr hwn fel ffordd o gychwyn y sgwrs rhyngoch chi. Byddwch yn barod i'ch plentyn ofyn cwestiynau a allai eich synnu! Gobeithio y bydd y llyfr hwn yn eich helpu i deimlo'n fwy hyderus i'w hateb.

Mae'r geiriau a'r deunydd wedi cael eu dewis yn ofalus gan gwnselwyr teulu Dementia Australia. Maen nhw'n cynnig un ffordd o esbonio cysyniadau cymhleth fel gweithrediad yr ymennydd, cynnydd dementia a marwolaeth, yn ogystal ag archwilio teimladau plentyn am y pethau hyn. Drwy wneud hyn, mae'r llyfr hwn o gymorth i blant ag anwyliaid ar bob cam o'r clefyd. Er mor anodd, mae llawer o rieni yn cael budd o gael sgyrsiau gonest â phlant (o bob oed) am realiti dementia oherwydd:

- mae'n galluogi'r plentyn i wneud synnwyr o'r hyn y mae wedi sylwi arno yn digwydd o'i gwmpas eisoes
- i blentyn, mae'r realiti yn gallu bod yn llai brawychus nag anwybodaeth
- mae'n cynnig cyfle iddyn nhw rannu eu hofnau, eu pryderon a'u cwestiynau gyda chi
- mae'n rhoi cyfle iddyn nhw addasu i'r hyn sydd i ddod a pharatoi ar ei gyfer
- mae'n rhoi caniatâd iddyn nhw drafod pynciau anodd gyda chi.

Wedi dweud hynny, mae sefyllfa pob plentyn a theulu yn unigryw, felly mae'r llyfr hwn yn galluogi'r plant i reoli pryd maen nhw'n dewis darllen am gamau olaf dementia a marwolaeth. Gallan nhw ddewis hepgor y tudalennau hynny os nad ydyn nhw'n teimlo'n barod i'w darllen.

Nid llyfr stori nodweddiadol mo hwn; mae'r diweddglo yn gwestiwn i chi a'ch plentyn ei ystyried gyda'ch gilydd.

Breichiau, bol, coesau, traed, bysedd traed, bysedd, dwylo, gwddf... PEN!

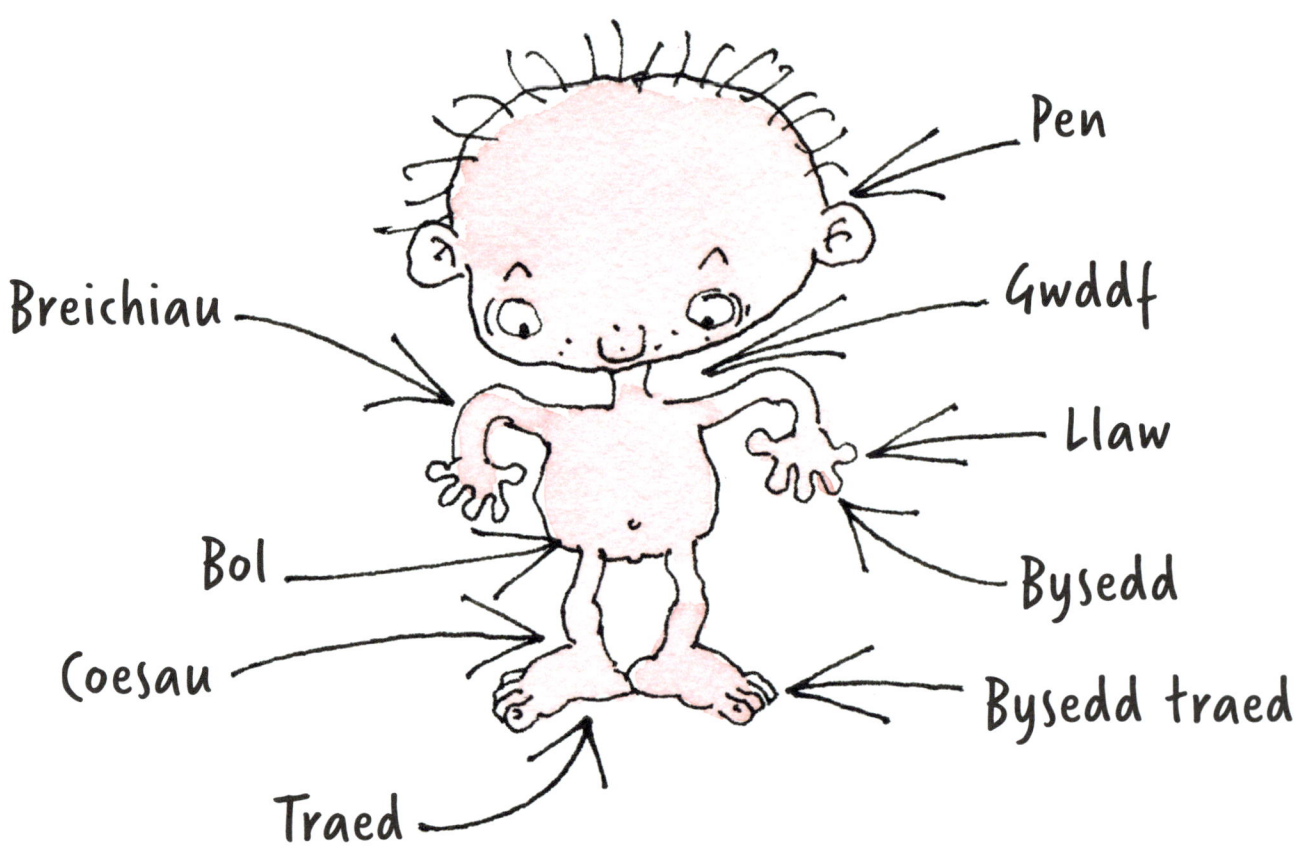

OND... beth sydd y TU MEWN i'n pen?

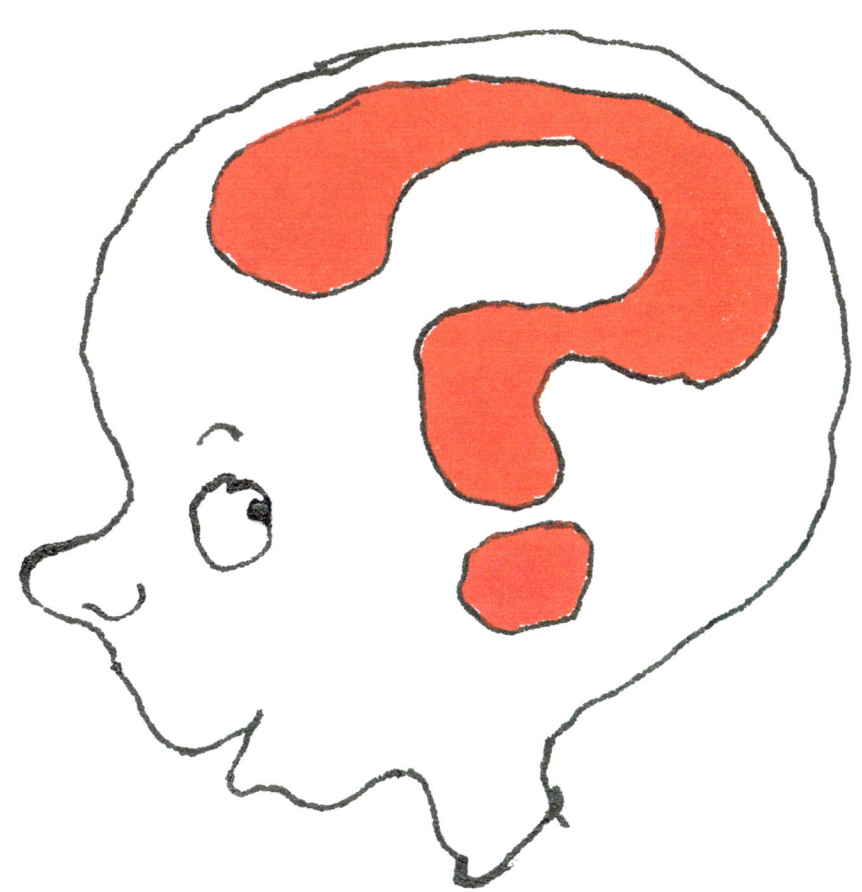

Ymennydd!

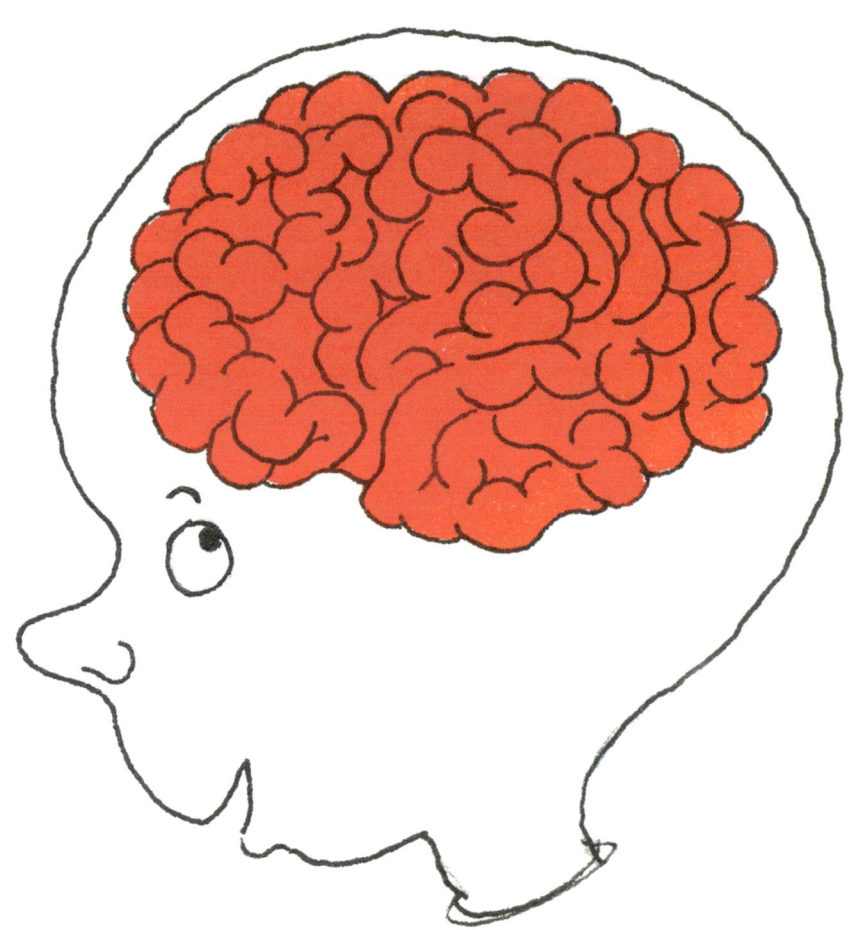

Mae ymennydd ym mhen pob un ohonom ni.

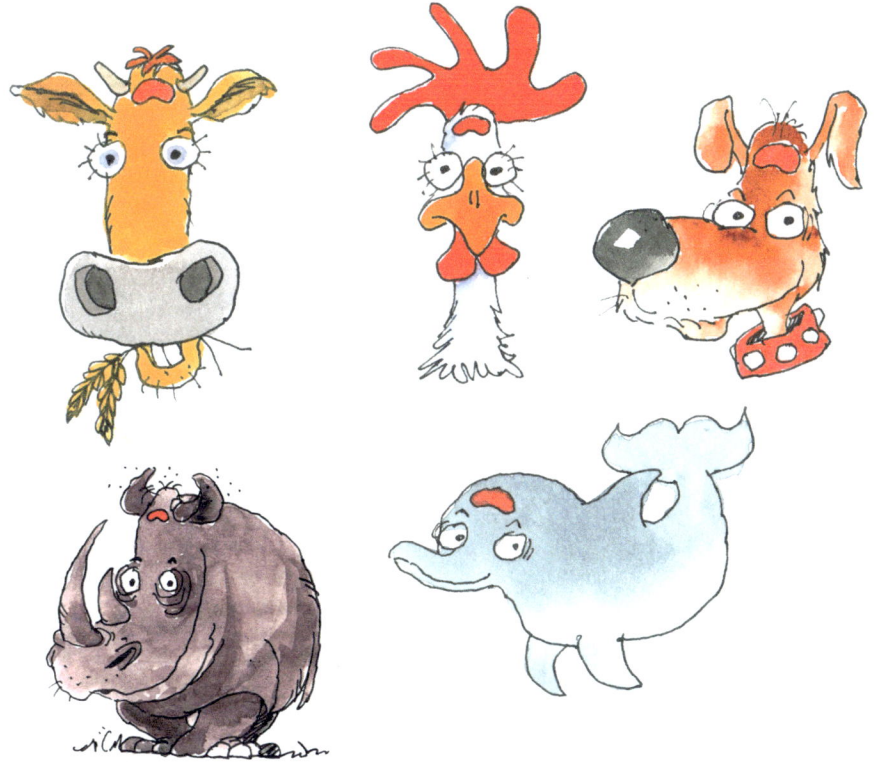

Mae gan anifeiliaid ymennydd hefyd.

Mae'r ymennydd yn ANHYGOEL!

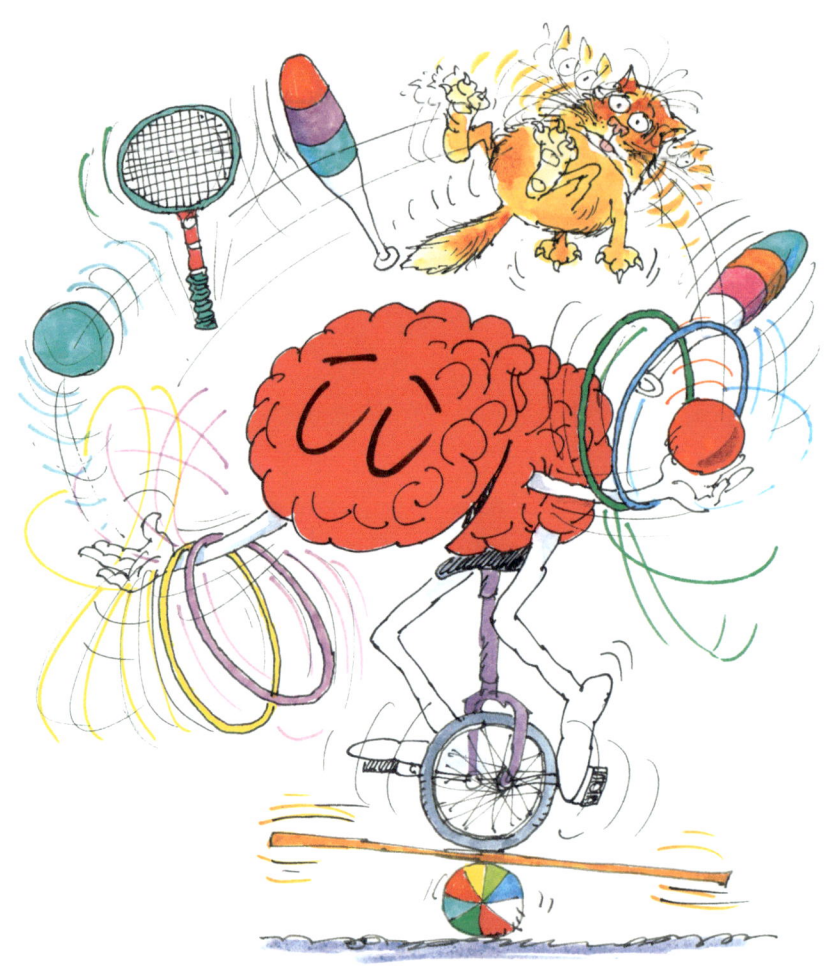

Mae'n gyrru ein corff, yn debyg i sut mae person yn gyrru car.

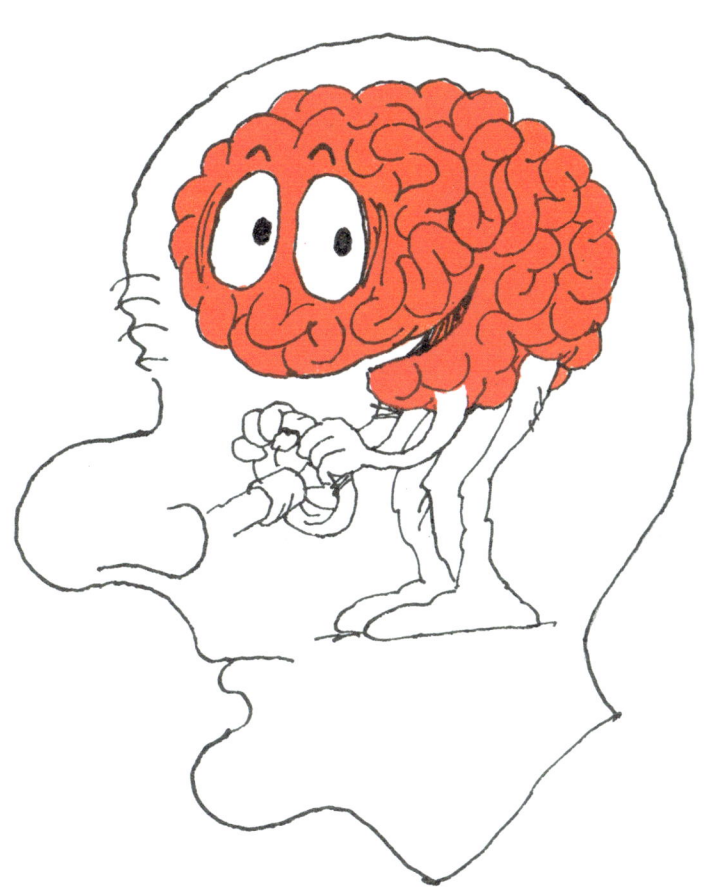

Mae'r ymennydd yn gyrru ein corff fel y gallwn ni wneud y pethau rydyn ni'n eu gwneud.

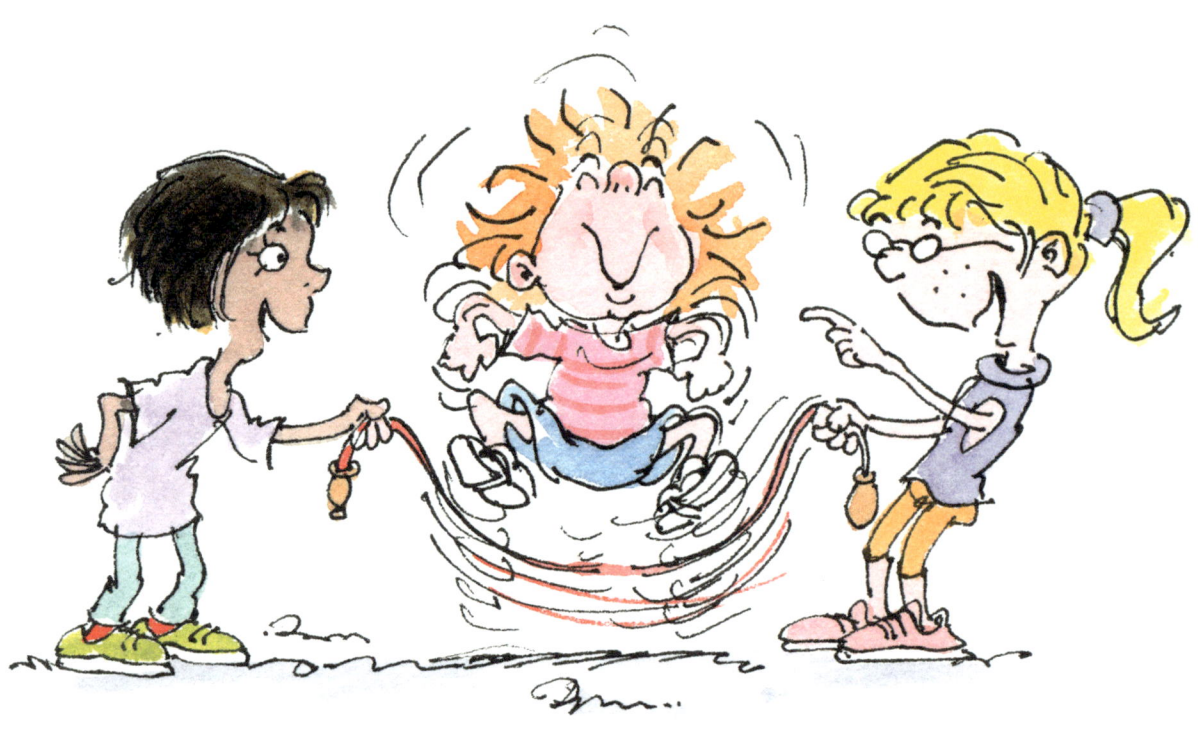

Mae'n gwneud i'n breichiau a'n coesau symud...

... ac yn gwneud i'n ceg ni gnoi.

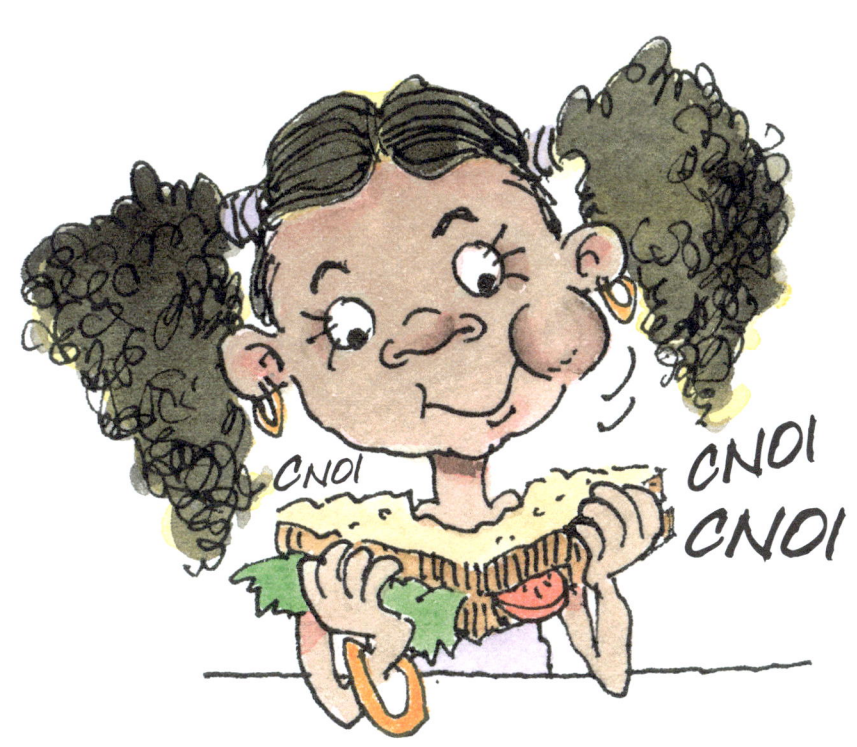

Mae'n ein gwneud ni'n gysglyd pan fydd angen i ni orffwys.

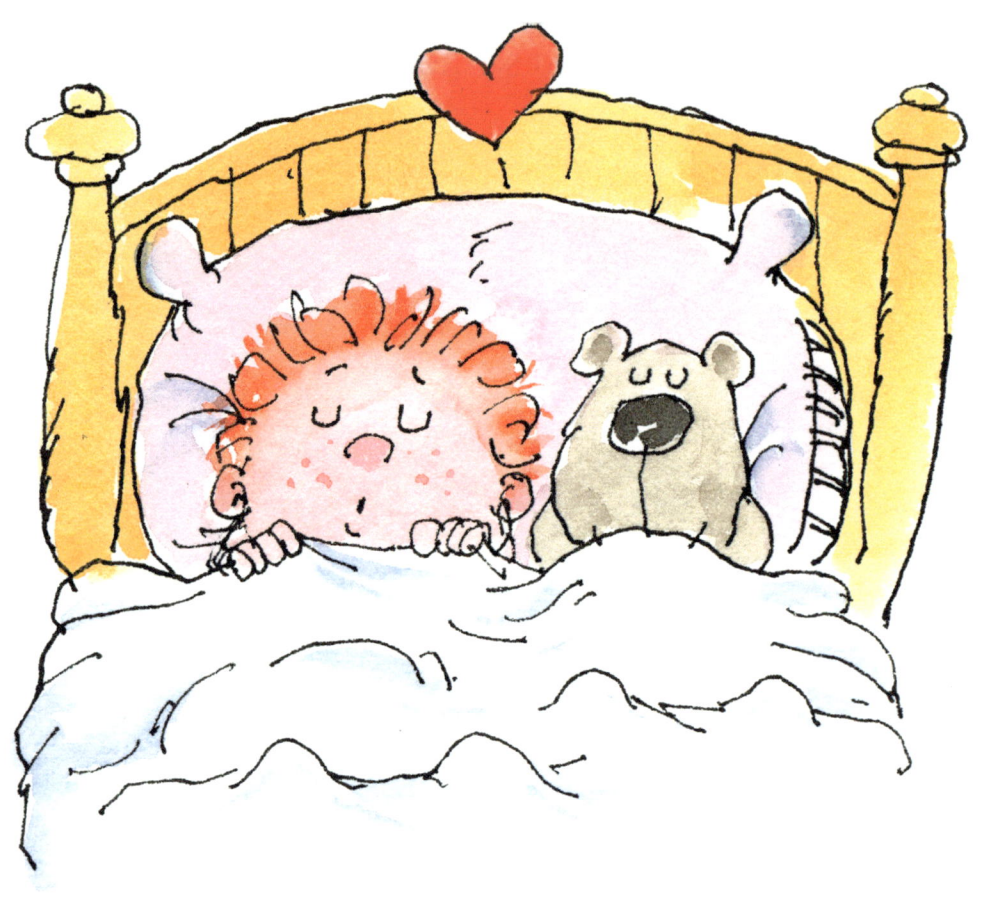

Mae'n gwneud i ni deimlo'n ddig...
neu'n drist... ac yn gwneud i ni wenu
pan fyddwn ni'n hapus!

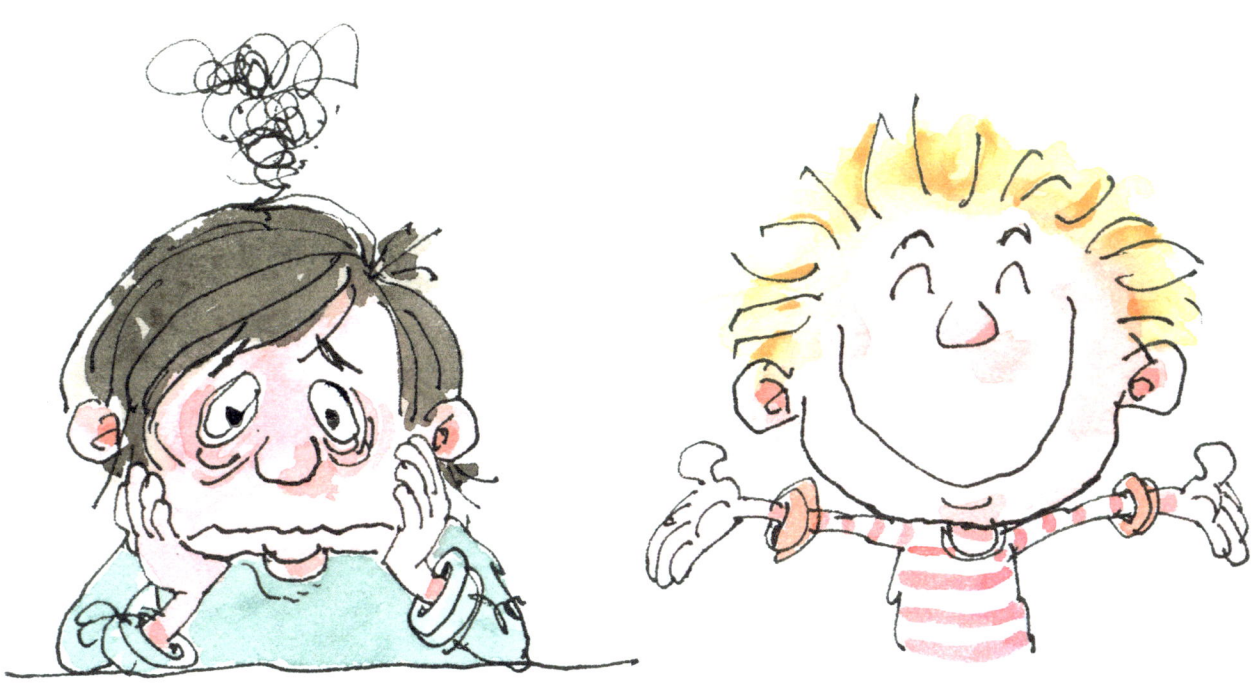

Rydyn ni angen ein hymennydd i wneud POB DIM.

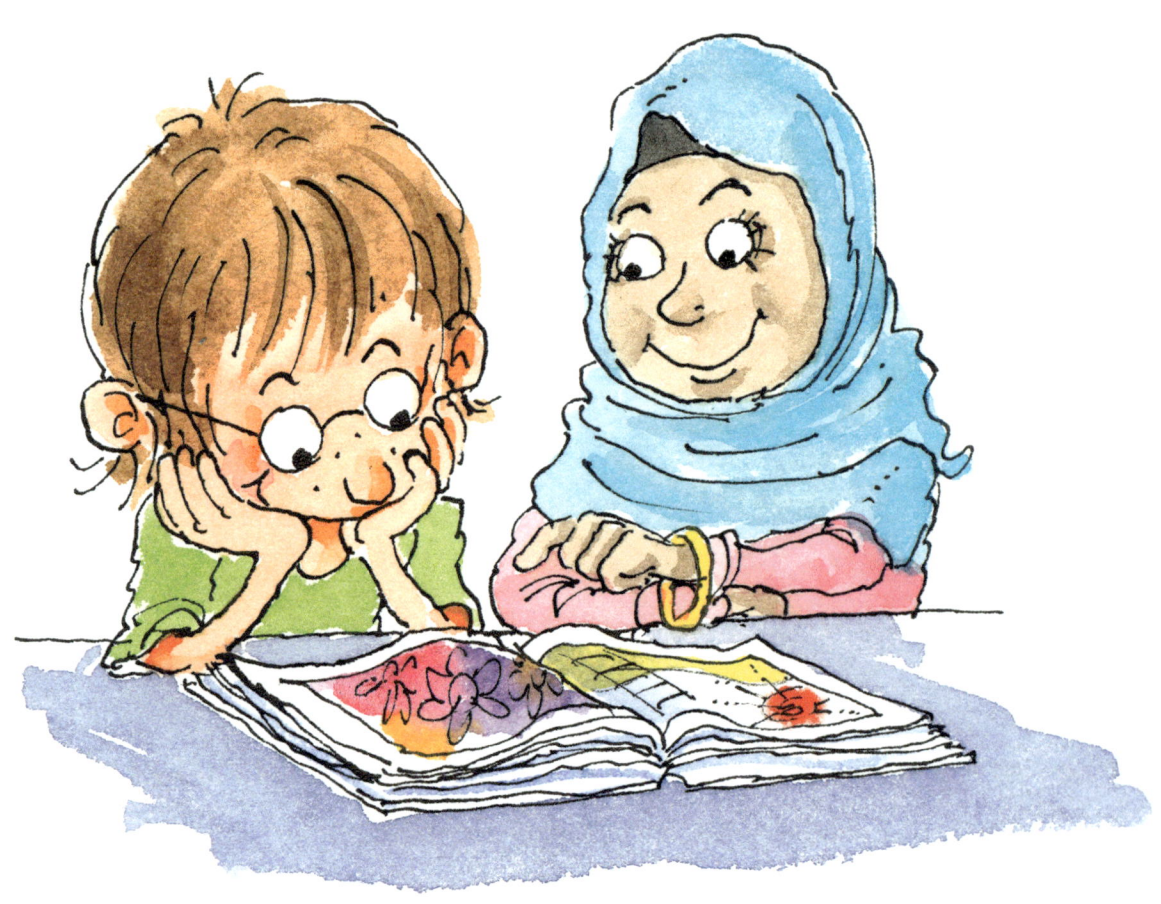

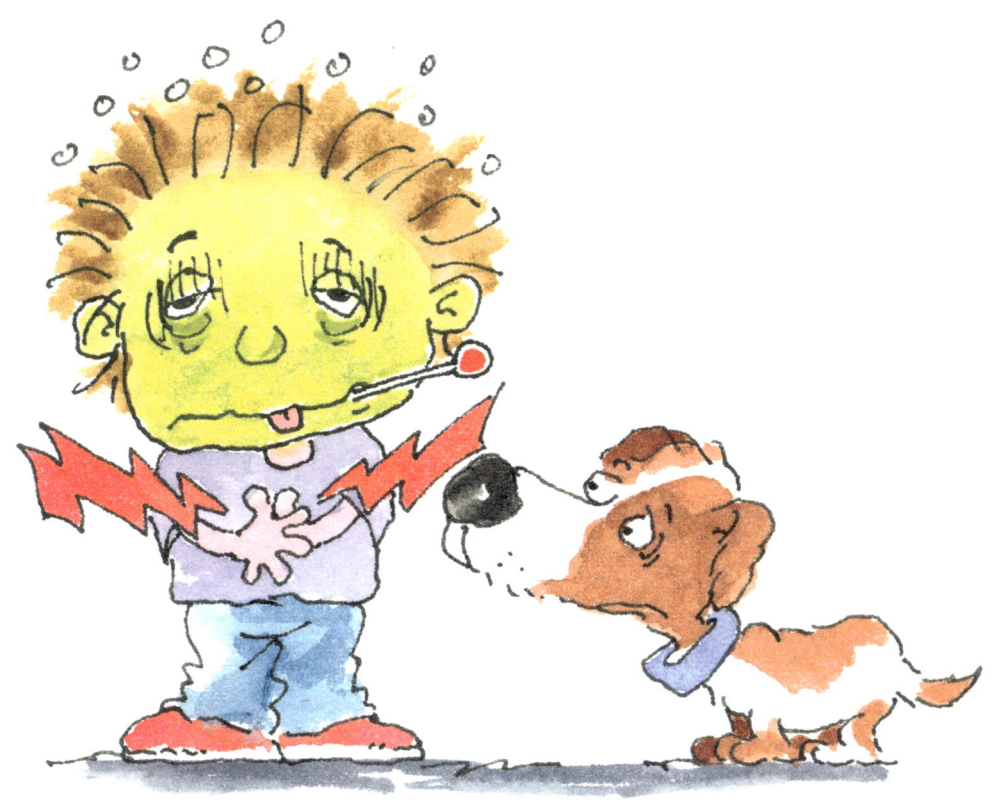

Y drafferth yw, mae gwahanol rannau o'n corff yn gallu mynd yn sâl neu gael eu hanafu.

Mae'r ymennydd yn gallu mynd yn sâl hefyd.

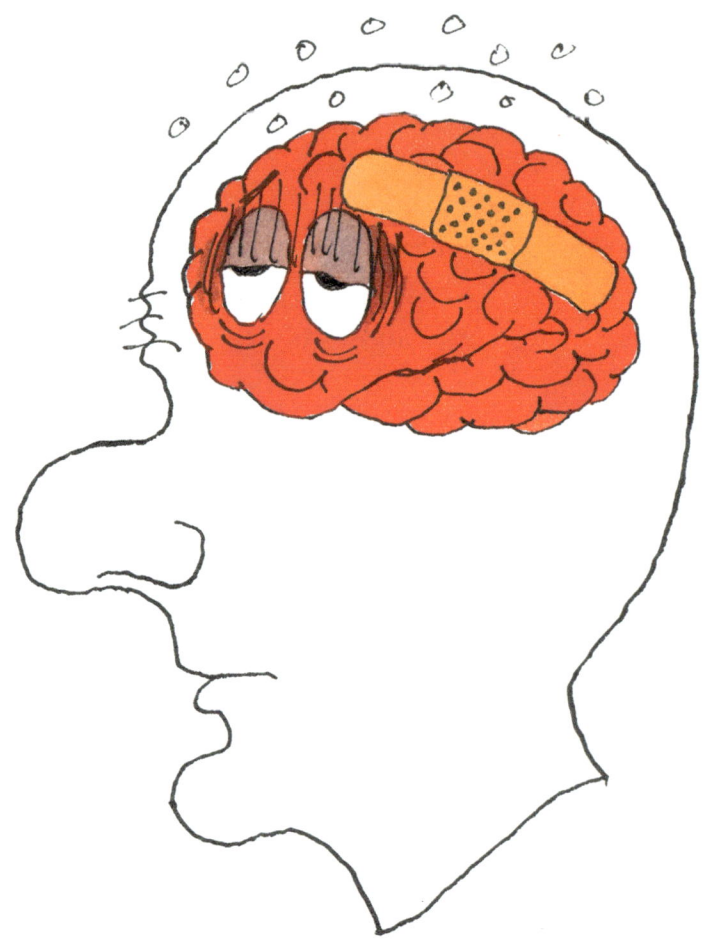

Weithiau, mae ymennydd rhywun yn mynd yn sâl gyda chlefyd o'r enw dementia.

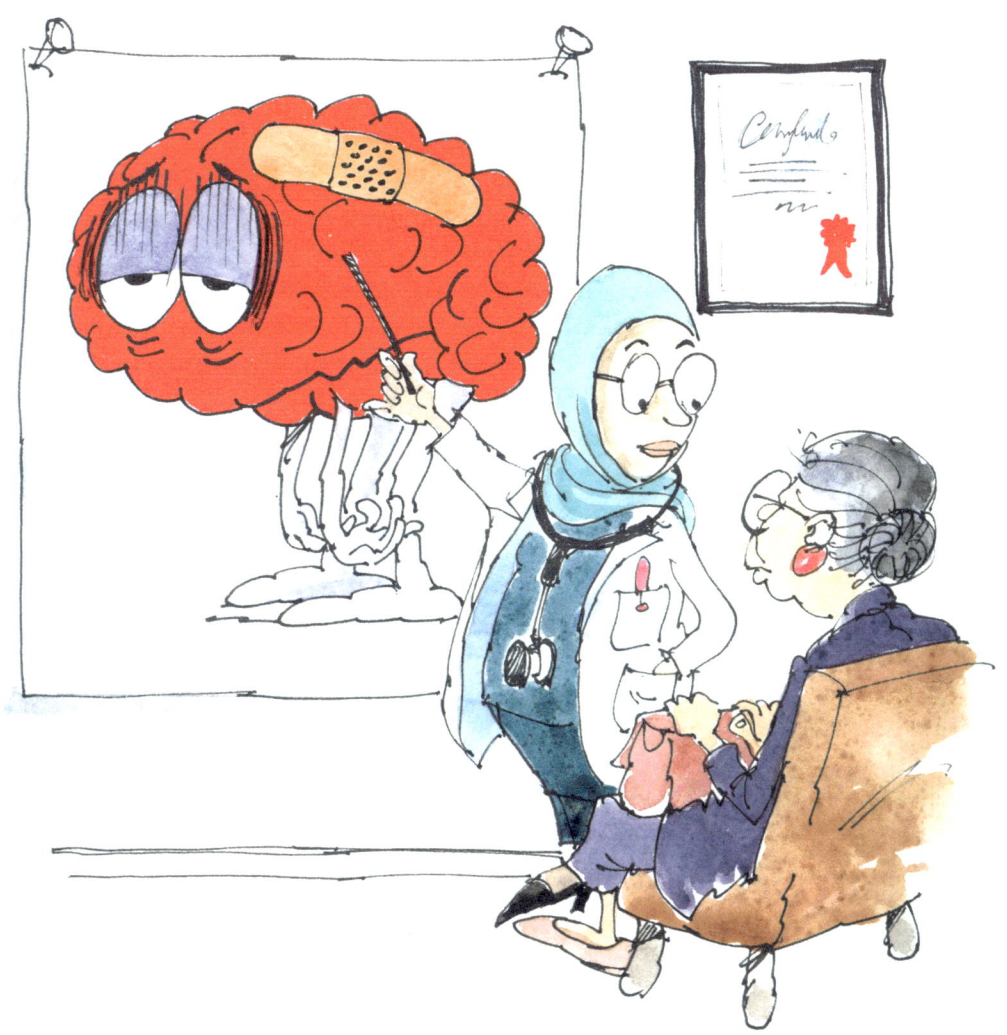

Mae enwau eraill ar ddementia hefyd – enwau mawr, hir sy'n gallu bod yn anodd eu cofio.

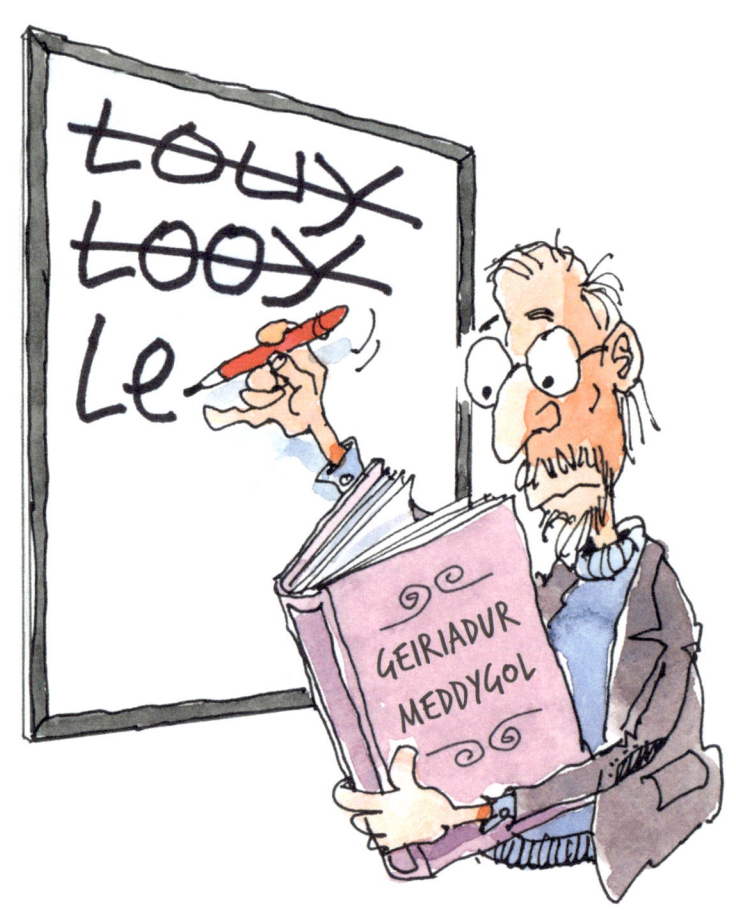

Clefyd Alzheimer
[Cle-fyd]   [Al-*sei*-mer]

Clefyd cyrff Lewy
[Cle-fyd]   [cyrff]   [Liw-î]

Dementia blaen–arleisiol
[De-*men*-tsia]   [blaen ar-*lei*-shiol]

Dementia fasgwlaidd
[De-*men*-tsia]   [fas-*gw*-laidd]

Pan fydd gan rywun ddementia, mae fel pe bai'r ymennydd yn methu gyrru'r corff yn iawn mwyach.

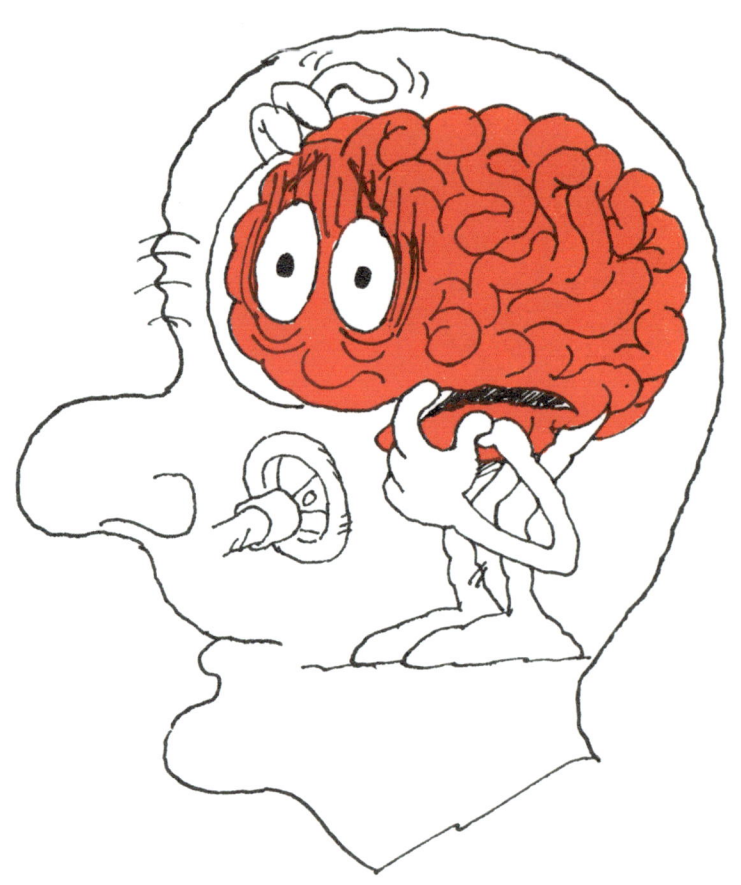

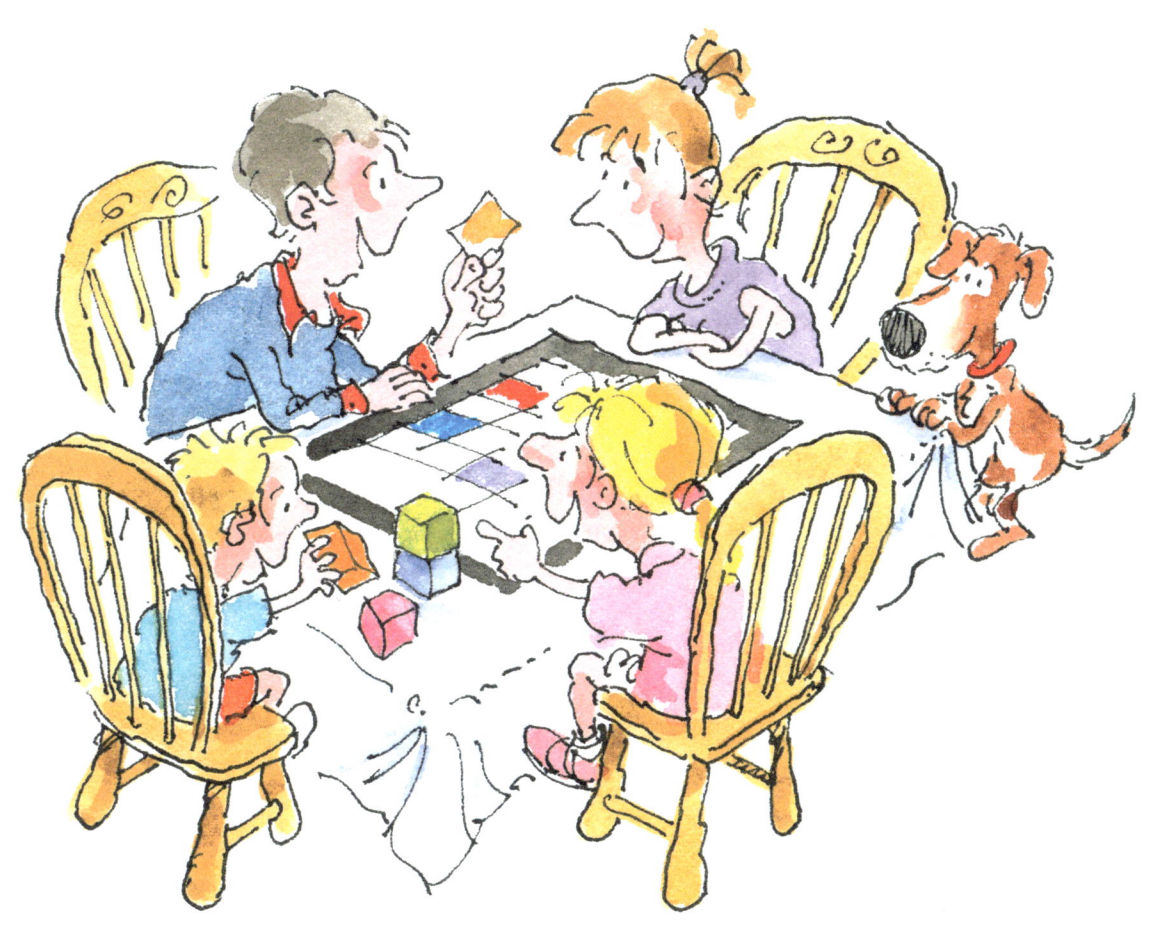

A'r drafferth yw, rydyn ni angen ein hymennydd i wneud pob dim.

Felly, pan fydd gan rywun ddementia, mae'n bosib y byddan nhw...

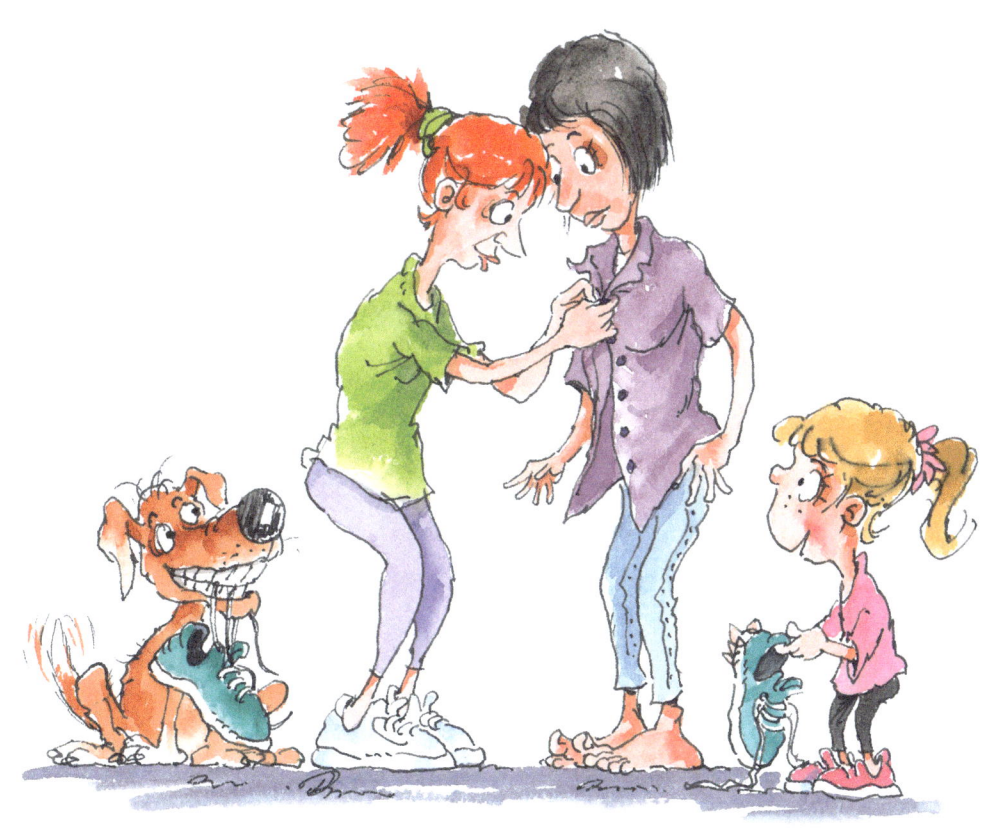

... angen help i siopa neu wisgo...

... neu'n rhoi'r gorau i chwarae gyda ti...

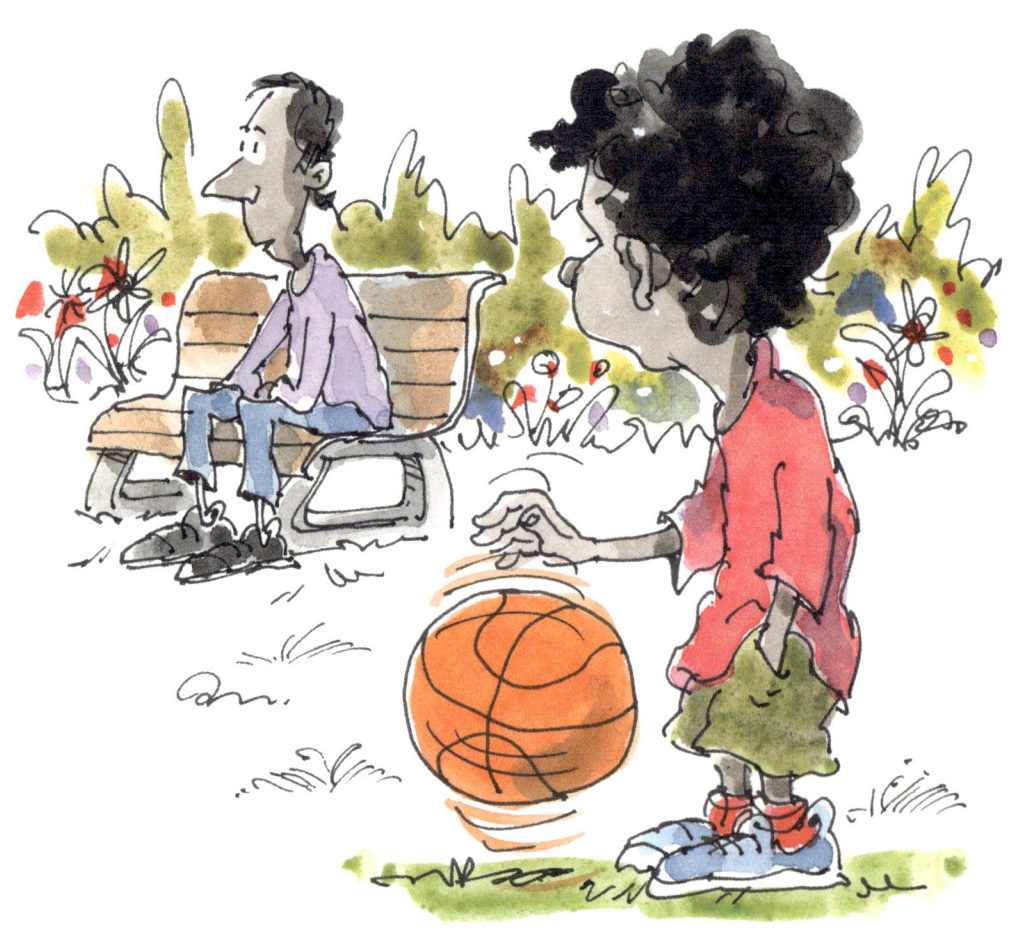

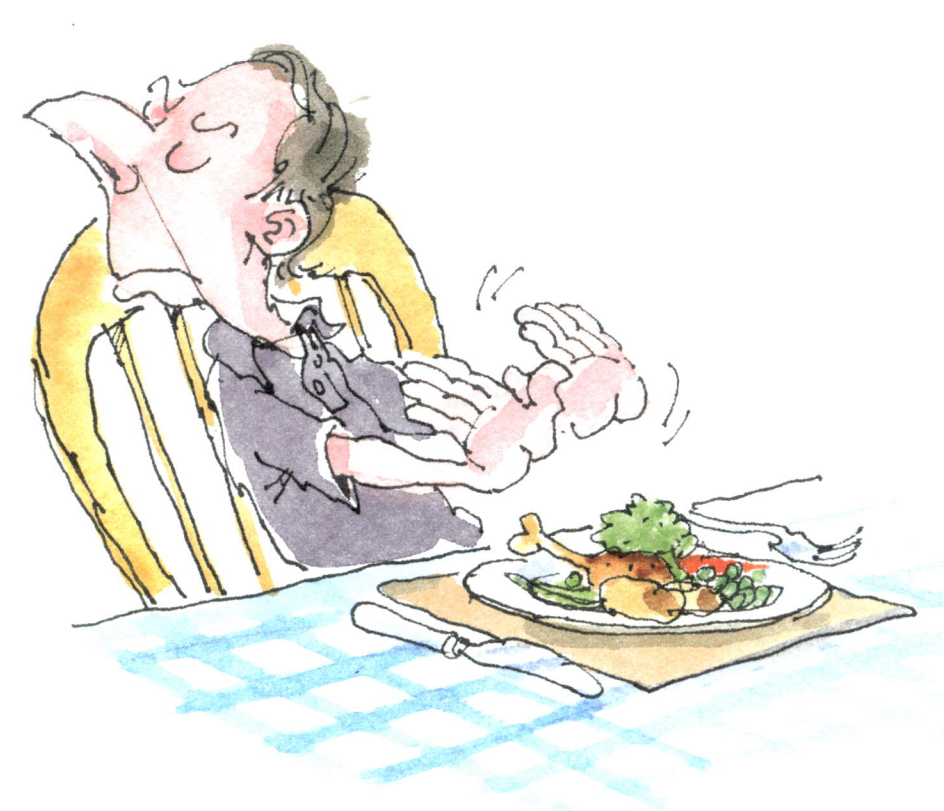

... yn teimlo'n wael, yn drist neu'n ddig yn amlach...

... yn cael trafferth cofio pethau...

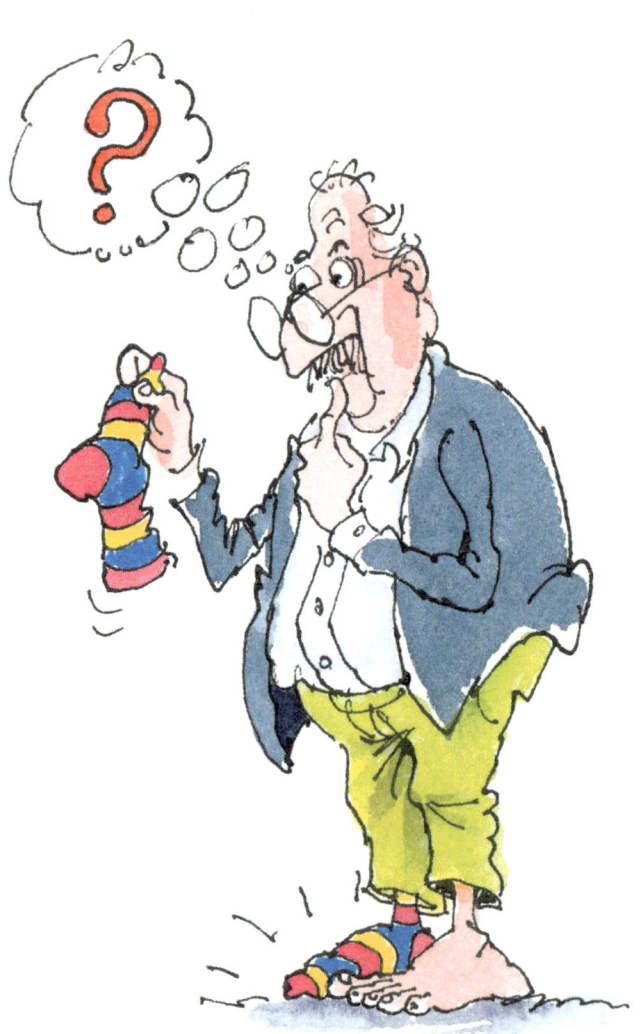

... neu mae'n bosib na fyddan nhw!

Ond bydd person â dementia YN newid mewn sawl ffordd wahanol.

Nid eu bai nhw yw hynny.
Nid dy fai di yw hynny.
Dydy o ddim yn fai ar neb.
Dyna fel mae hi
gyda dementia.

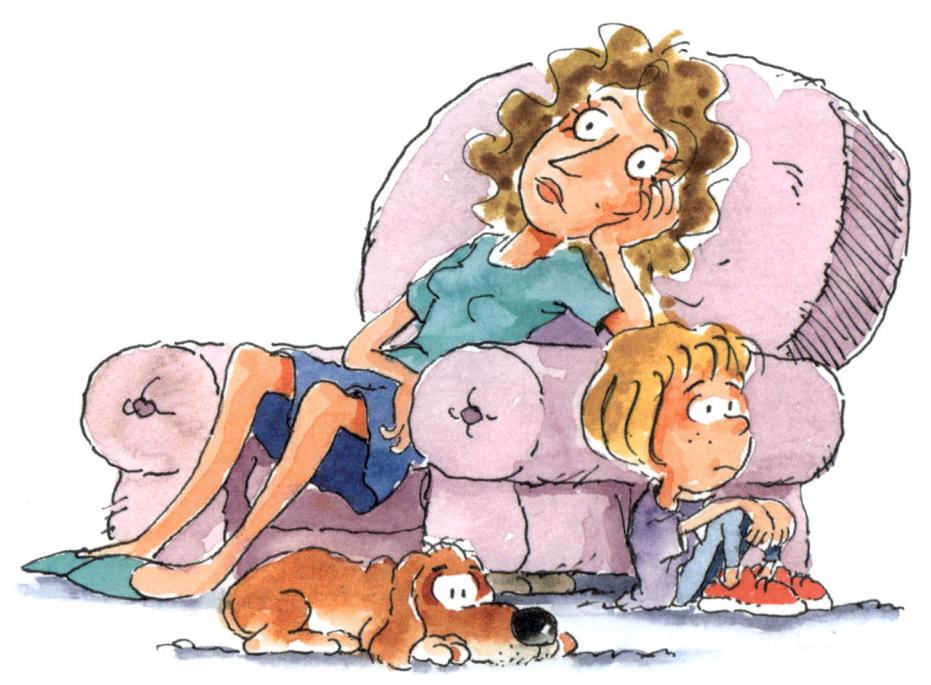

Fel arfer, pan fyddwn ni'n sâl, rydyn ni'n gwella. Y broblem yw, pan fydd dementia ar rywun, dydyn nhw ddim yn gwella.

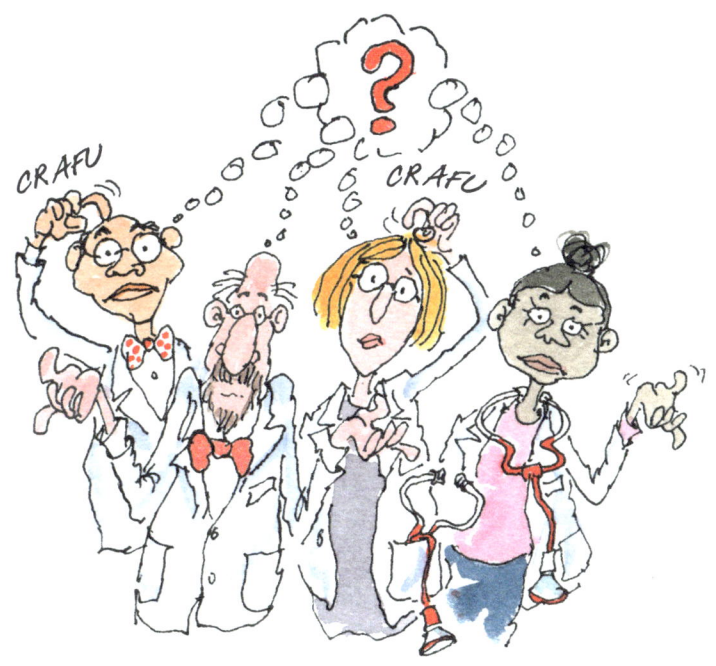

Does yna'r un meddyg yn y byd yn gwybod sut i wella rhywun â dementia.

Ond mae meddygon, nyrsys, ffrindiau a theulu i gyd yn gallu helpu i wneud yn siŵr bod gan bobl â dementia yr hyn sydd ei angen arnyn nhw. Mae plant ac anifeiliaid anwes yn gallu helpu hefyd!

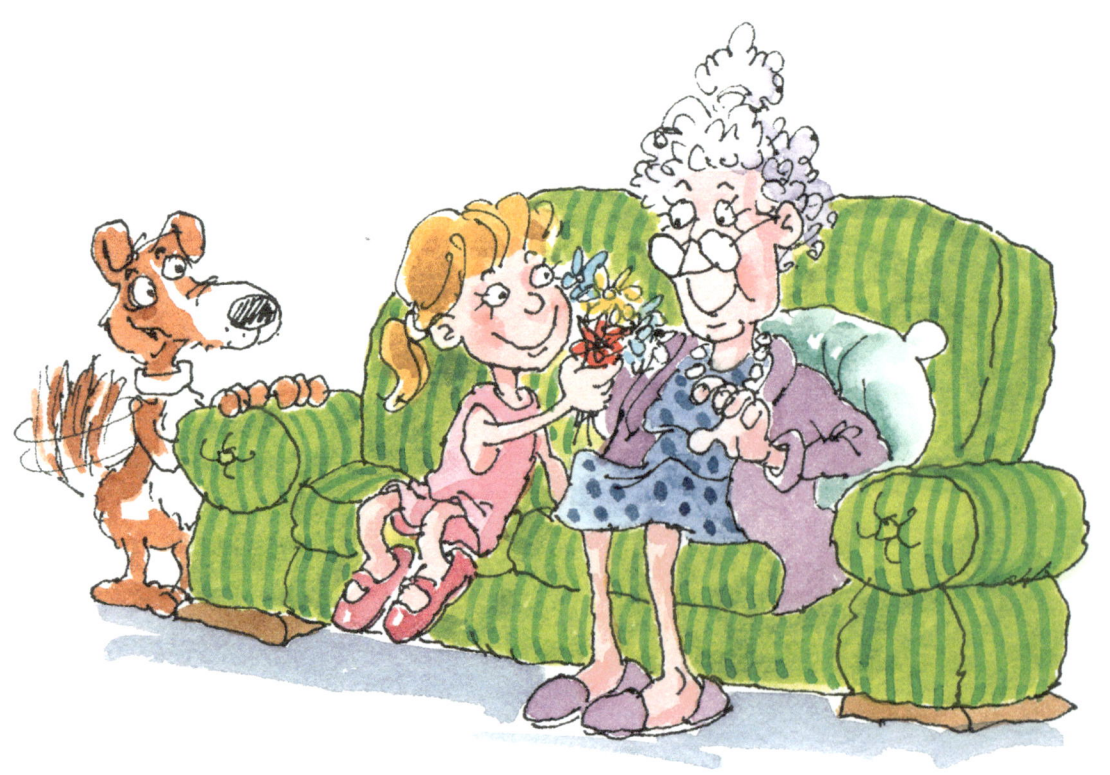

Wrth i amser fynd yn ei flaen, bydd angen mwy a mwy o help ar berson â dementia.

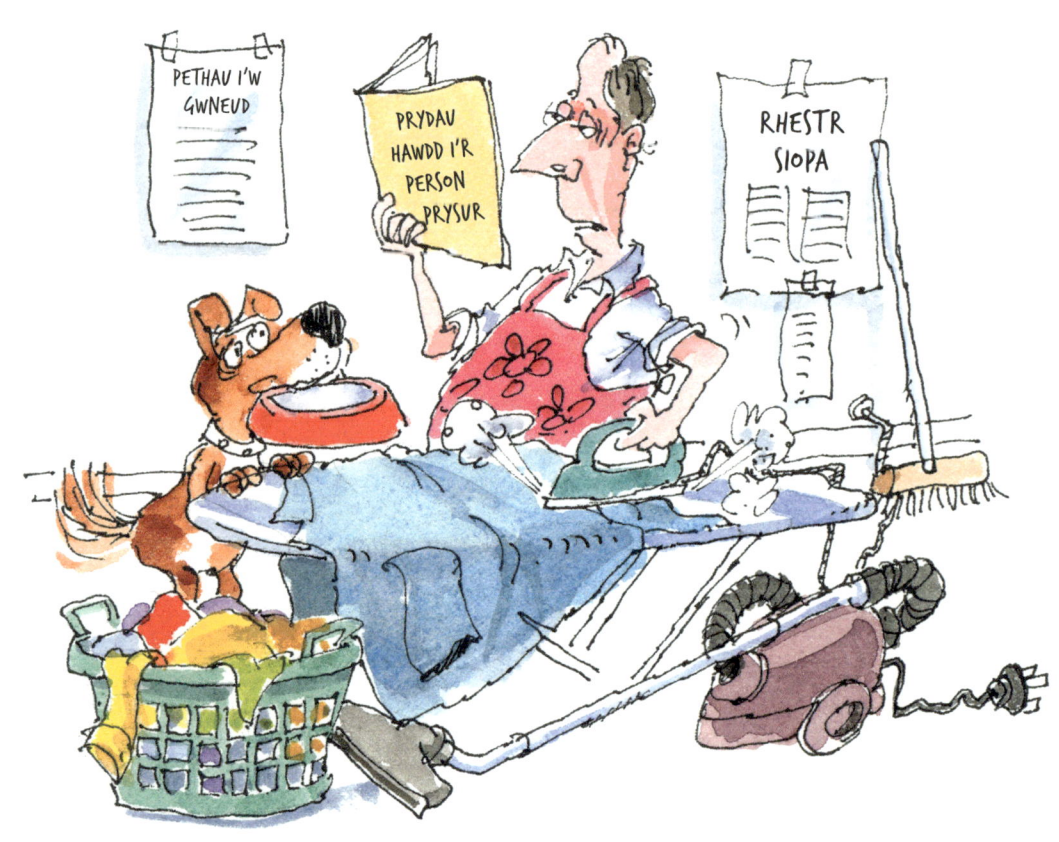

A bydd y bobl sy'n gofalu am y person sydd â dementia yn mynd yn fwy a mwy prysur!

Wyt ti'n barod i ddarllen am beth sy'n digwydd yn y pen draw pan fydd gan rywun ddementia?

Cymer dy amser wrth ateb y cwestiwn hwn.

Os nad wyt ti'n barod, mae hynny'n iawn; cei anwybyddu tudalennau 36 a 37.

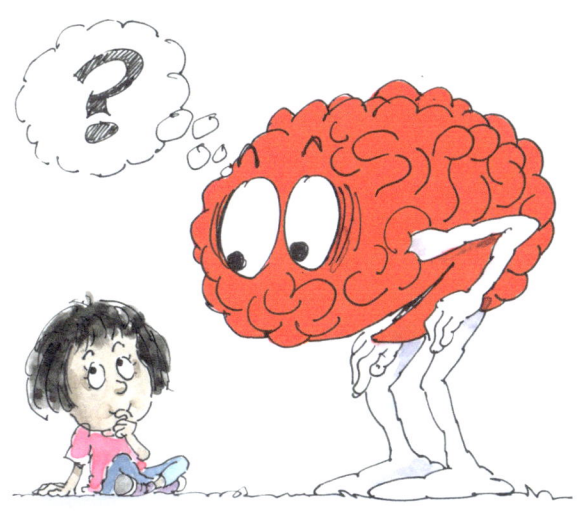

Ar ôl cryn dipyn o amser, bydd dementia yn gwneud ymennydd yr unigolyn mor sâl fel na fydd yn gallu cadw'r person yna'n fyw mwyach. Pan fydd hyn yn digwydd, bydd y person â dementia yn marw.

Wyt ti erioed wedi siarad am farw o'r blaen?

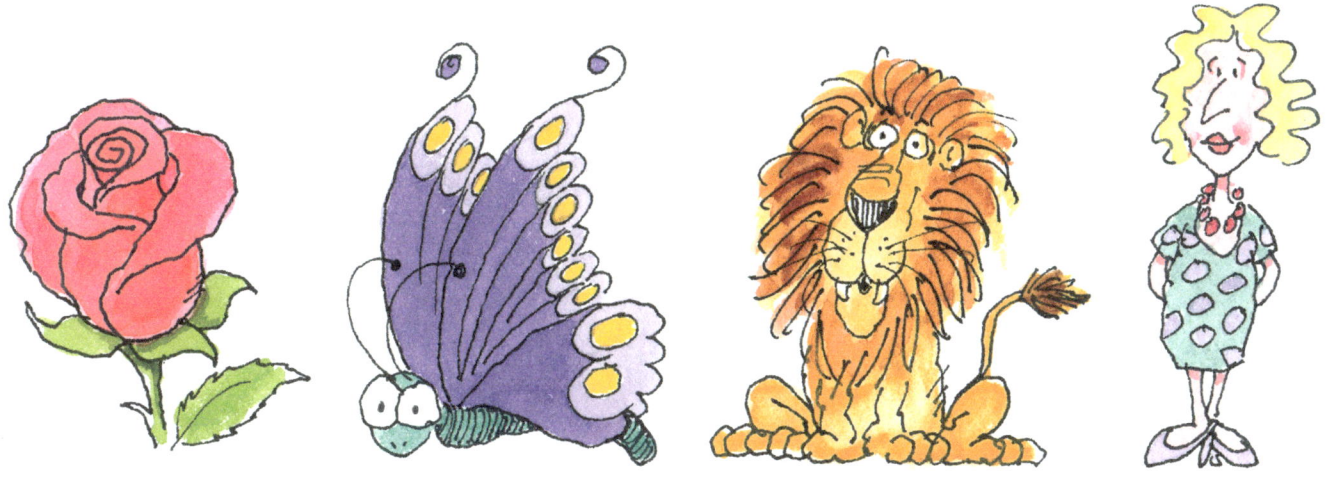

Mae marw yn rhan o fywyd. Marw yw'r hyn sy'n digwydd i bob peth byw ar ddiwedd ei oes.

Mae'n gallu bod yn anodd pan fydd dementia ar rywun rwyt ti'n ei adnabod.

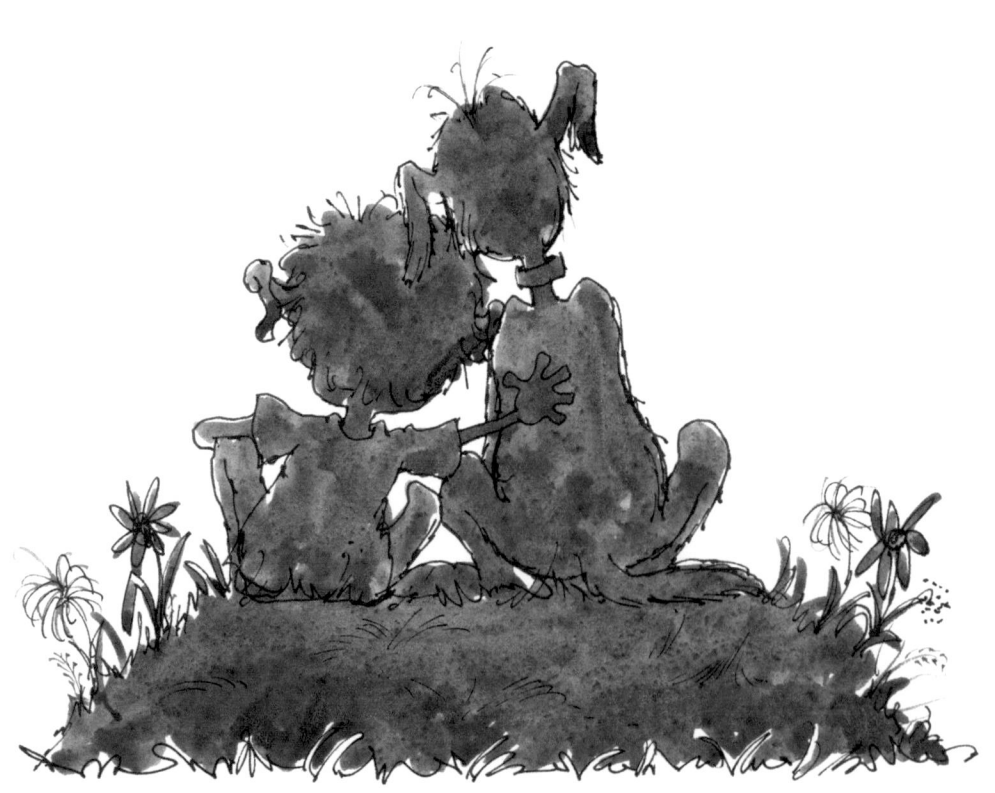

Weithiau, fe fyddi di'n teimlo...

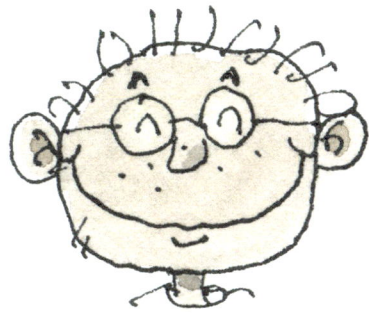 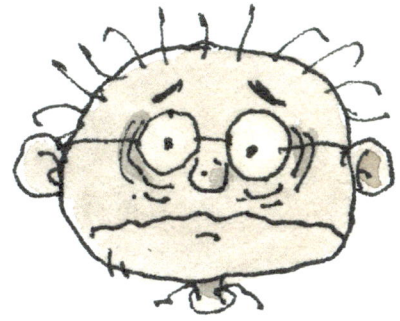

yn hapus...   neu'n drist...

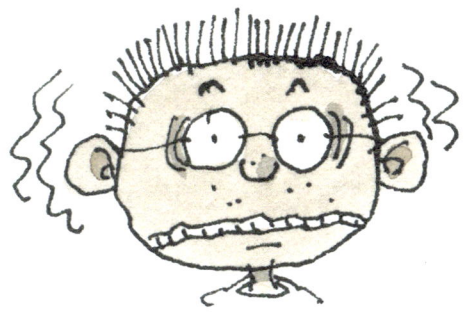 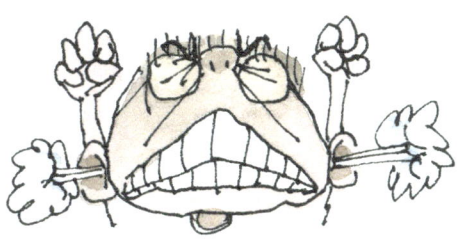

neu'n ofnus...   neu'n flin dros ben.

Mae'n iawn profi'r teimladau hyn.

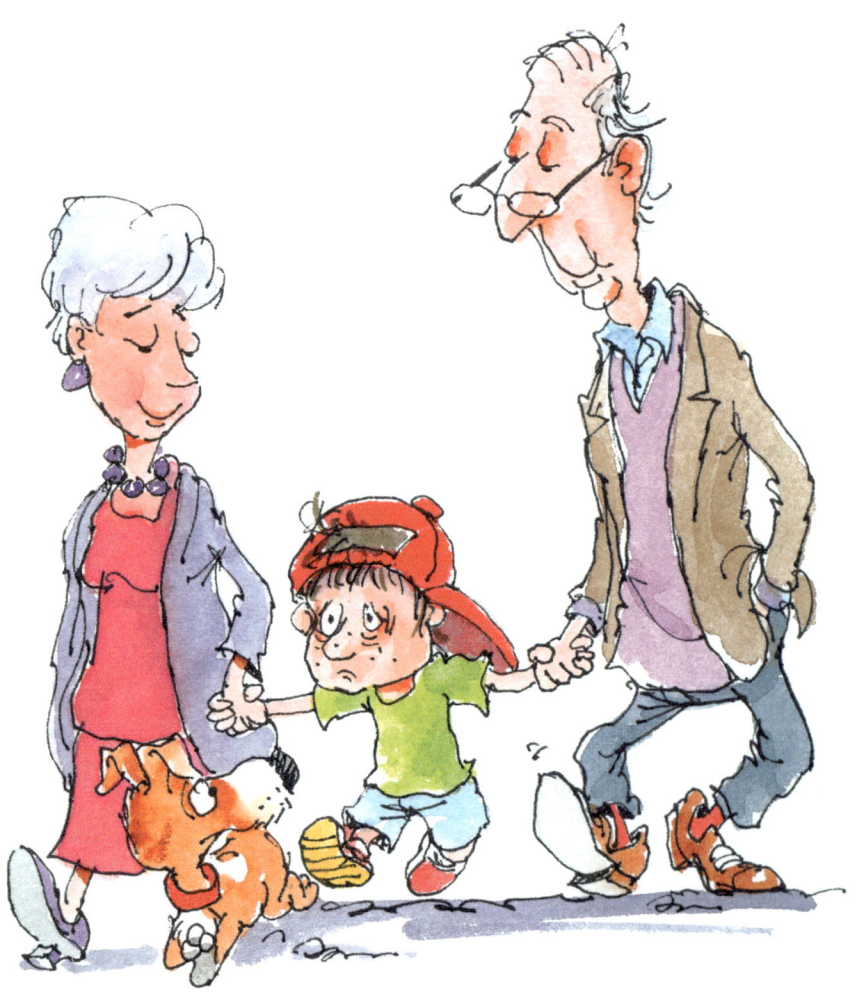

Mae pob teimlad yn iawn!

Mae rhannu sut rydyn ni'n teimlo yn gallu helpu. Pan wyt ti'n hapus… neu'n drist, neu'n ofnus… neu'n flin dros ben, wrth bwy wyt TI'n gallu dweud?

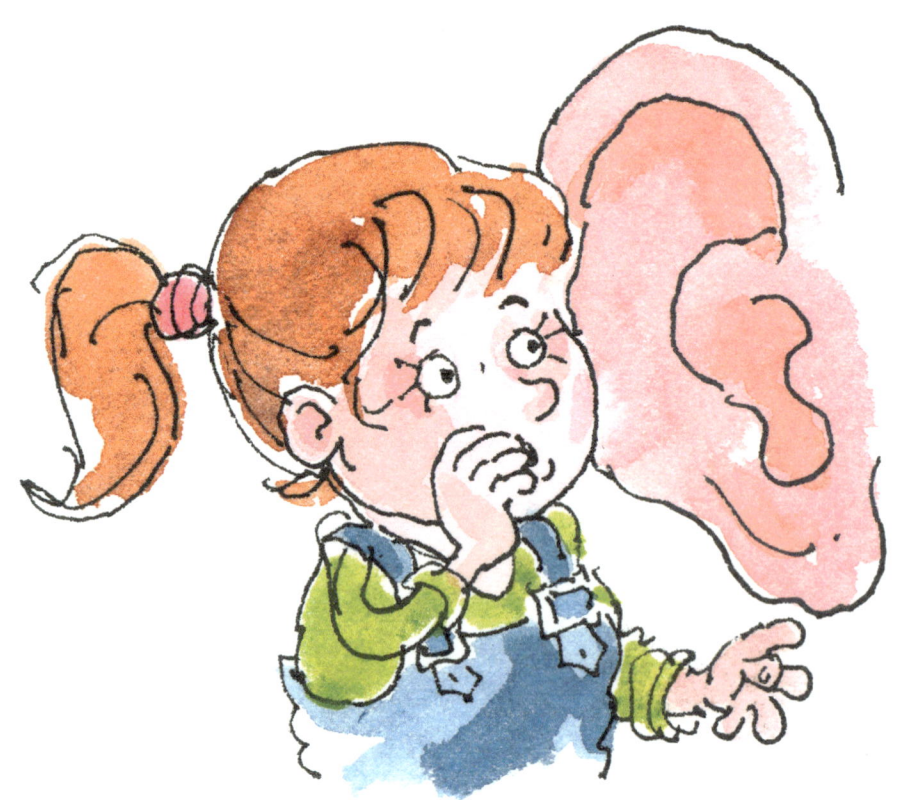

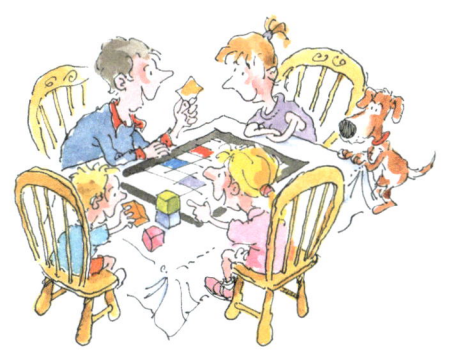
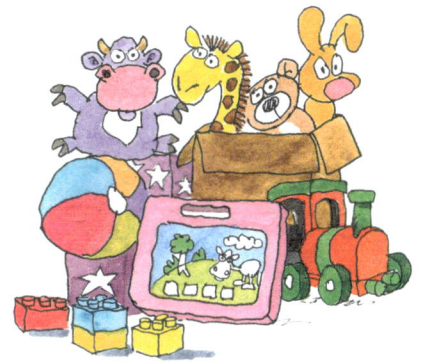

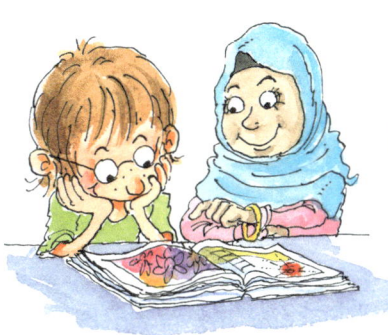

Beth arall sy'n dy helpu
i deimlo'n well?

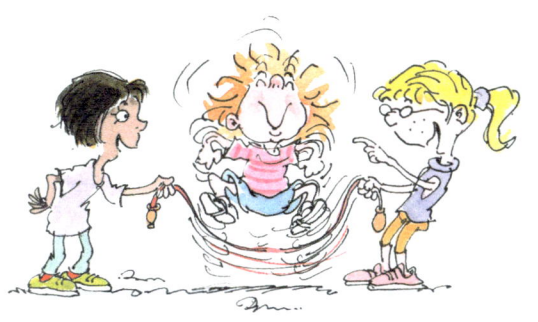
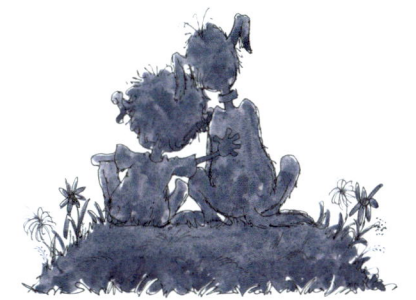

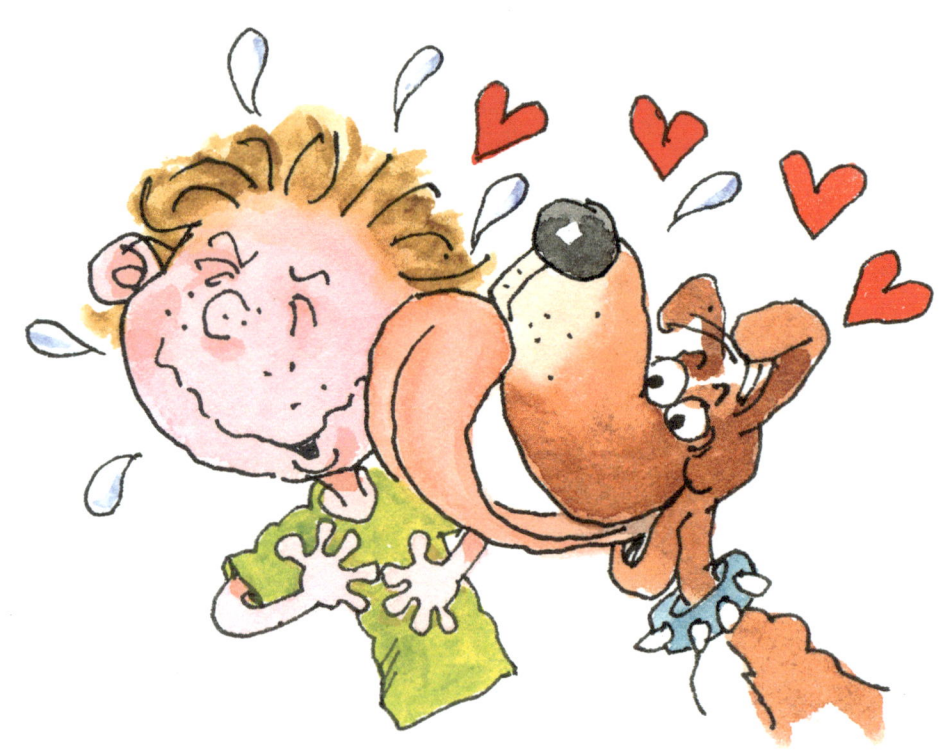